L'OBSTÉTRIQUE

ET

LA GYNÉCOLOGIE

A L'ÉTRANGER

PAR

LE Dr POULLET

Ancien interne des hôpitaux de Lyon,
Ancien prosecteur et lauréat de l'École de médecine de Lyon,
Membre de la Société des sciences médicales,
Membre de la Société nationale de médecine
de la même ville.

Lu à la Société nationale de Médecine de Lyon

LYON
ASSOCIATION TYPOGRAPHIQUE
RIOTOR, RUE DE LA BARRE, 12
—
1879

L'OBSTÉTRIQUE ET LA GYNÉCOLOGIE

A L'ÉTRANGER

Par le Dr POULLET

Un de nos maîtres, Von Siebold, a dit : « Ce que je n'ai pu apprendre par mes lectures, je l'ai facilement appris dans mes voyages. » M'inspirant de cette pensée, j'ai visité quelques maternités étrangères ; permettez-moi de vous soumettre les remarques qui ont le plus vivement appelé mon attention sur certains points de l'obstétrique et de la gynécologie.

La première maternité que je visite est celle de Turin ; placée dans un ancien couvent, séparée de l'hôpital général, elle n'offre rien de remarquable au point de vue architectural. Le professeur d'obstétrique Tibone, ainsi que le chirurgien en chef Peyretti, habitent tous deux dans la maternité. Depuis 1872, le chauffage de toutes les salles a été réorganisé, et à ma grande surprise j'y vois fonctionner, d'une façon très-satisfaisante du reste, la ventilation renversée dont feu le docteur Achard (de Saint-Marcellin) s'était fait l'apôtre si passionné.— Les questions de roulement et d'aération ne sont pas négligées dans cette maternité : chaque malade a 34 mètres cubes d'air dans les salles et 66 mètres cubes si l'on tient compte des larges corridors qui les relient, quand rien ne vient obliger à pratiquer l'isolement. Le cubage d'air se rapproche donc des 80 mètres qu'on a réclamés pour chaque malade d'une maternité modèle.

Le docteur Peyretti me montre une malade, aujourd'hui

guérie, chez qui il a appliqué avec succès le lamineur cépha
lique de Vasseige. C'est peut-être la seule opération pratiquée hors de Liége où l'auteur de la méthode a publié cinq
observations. Ce lamineur, plus volumineux qu'un très-gros
céphalotribe, se distingue de ce dernier en ce que la branche
gauche est plus longuement fenestrée et la branche droite
réduite à une seule tige rigide ; cette dernière vient s'enga-
ger par croisement dans la fenêtre de la branche gauche
lorsqu'on ferme l'instrument. Il en résulte que la tête, saisie
dans les branches puissantes de cet instrument, est repliée
en deux lames, d'où le nom de lamineur donné par l'auteur.
Nos confrères de Turin ont réussi à laminer la tête ; mais,
pour la traction, la prise a lâché ; ils pensent que le volume
de l'instrument, ainsi que cette prise défectueuse, empêche-
ront au lamineur d'être jamais pour le céphalotribe un rival
bien sérieux.

En visitant la clinique, le professeur Tibone me montre
son ingénieux pelvimètre donnant l'inclinaison du bassin sur
la ligne verticale du corps. Puis l'instrument qu'il désigne
sous le nom de calendario et qui donne mécaniquement la
date des premiers mouvements de l'enfant et l'époque probable de l'accouchement. C'est un cadran dont la grande
circonférence est divisée en 365 parties égales correspondant
à chaque jour de l'année. Au lieu d'une aiguille, il y en a
trois fixées sur un même axe, une verte, une blanche et une
rouge. Supposons qu'une femme enceinte ait eu ses dernières
règles le 1er janvier : portons sur le 1er janvier l'aiguille verte
qui indique l'espoir de la grossesse, l'aiguille blanche est
alors dirigée sur le 24 mai où l'enfant doit bouger, et l'aiguille rouge indique le 6 octobre où l'accouchement doit se
produire. J'ai retrouvé ce calendrier de la grossesse de Tibone
à la maternité de Milan où il est d'un usage habituel; le
docteur Mangiagalli, l'assistant, m'en faisait ressortir l'uti-
lité ; cela débarrasse le médecin qui prend les observations
des soucis de calculs répétés pour chaque femme, et qui, sans
être très-longs, absorbent une part d'attention que le médecin
peut employer plus utilement ailleurs.

L'école de Turin possède une salle spéciale d'exercices pratiques sur les bassins anormaux, que beaucoup de grandes Facultés pourraient lui envier. C'est la réalisation d'une idée émise par le regretté professeur Fabri (de Bologne). Les divers types de bassins rétrécis sont coulés en fonte et fixés à un banc solide, absolument comme le sont les étaux dans un atelier de serrurier. Les élèves passent successivement à ces divers bassins et s'exercent à y faire évoluer un fœtus à terme. Quelques heures de cet exercice donnent certainement plus que les meilleures lectures une idée exacte du degré de réduction possible des diamètres de la tête. Les avantages de la version sur le forceps dans les bassins obliques ovalaires peuvent être ainsi bien sentis par les élèves et gravés définitivement dans leur mémoire.

La maternité de Milan, dirigée par le professeur Chiara, est séparée de l'hôpital ; on n'y fait guère plus de 300 accouchements annuellement, mais aucune maternité en Europe n'a une proportion aussi élevée de cas de dystocie. Les populations du Milanais, pauvres, mal logées, nourries de polente et aux prises avec la malaria, fournissent de très-nombreux cas de déformation pelvienne. Milan est, de la sorte, la patrie de la dystocie. J'y ai observé plusieurs femmes affectées d'ostéomalacie ; une, entre autre, chez laquelle on ne pouvait mettre que deux doigts entre les ischions ; en faisant un certain effort, il était possible d'écarter un peu ces deux tubérosités, et cet écartement s'appréciait très-bien au toucher. Cette femme a eu sept enfants à terme et vivants avant son ostéomalacie dont le début ne remonte qu'à trois ans.

Ce qui m'a frappé en entrant dans la salle de douleurs, c'est un tableau noir divisé en compartiments dont les chiffres sont journellement changés, s'il y a lieu. C'est une statistique permanente des cas de dystocie survenus dans le service depuis le commencement de l'année. Je transcris ici ce tableau copié à mon passage, le 17 octobre.

TABLEAU DE LA DYSTOCIE

Date : 17 octobre. | Nombre d'accouchement : 226.

Placenta prævia	Provoc. d'acouch. prématuré	Extraction man.	Versions
3	4	2	5
Forceps	Débridem. du col	Embryotom.	A. Sur la tête..... 6 B. Sur le tronc ... 2 C. La tête et le tronc 1
20	1		
Amput. de Porro	Avortement	Périnéorrhaphie	
2	1	2	

Décès après accouch. physiologique	Décès après accouchement artificiel
5	2

Ce qui donne 49 cas d'opération sur 226 accouchements, c'est-à-dire 22 °/₀.

Non-seulement toutes ces opérations sont faites avec la méthode de Lister, mais même tous les accouchements simples se passent sous le nuage d'acide phénique ; dès que la femme arrive au moment où la vulve va se dilater, un appareil à vapeur est placé au pied du lit et le nuage est dirigé sur le périnée jusqu'après la délivrance. C'est la seule maternité où l'on ait adopté si complètement la méthode antiseptique.

Pendant mon séjour à Milan, une opération rare dans son genre a été faite par le chirurgien Gritti. On apporta à l'hôpital une femme affectée d'une hernie ombilicale étranglée, qui nécessita la kélotomie ; mais, après avoir fait rentrer la hernie, le chirurgien sentit dans l'abdomen ouvert un kyste ovarien qui émergeait à l'orifice ; c'était vraiment tentant de terminer son opération par une ovariotomie, et il y fut procédé. C'est peut-être la première fois qu'on a fait ainsi une ovariotomie sans le vouloir.

J'ai vu chez le professeur Chiara le splendide atlas qu'il vient de publier. Cet atlas contient six coupes longitudinales pratiquées sur une femme en travail qui a succombé pendant la période d'évolution spontanée d'une présentation de l'épaule. On y voit l'énorme allongement qu'a pris le cou de cet enfant, trituré par la série des contractions utérines.

On peut y étudier les rapports exacts des organes maternels avec l'utérus, des diverses parties fœtales avec les deux orifices utérins, le vagin et la vulve, etc. Ces magnifiques planches en chromo-lithographie, de grandeur naturelle, sont certainement ce qui a été fait de plus beau et de plus exact pour l'instruction des accoucheurs.

Le musée obstétrical du professeur Chiara m'a vivement intéressé, j'y ai vu des choses que je n'ai retrouvées ensuite que dans la maternité de Bologne. Après chaque application de céphalotribe, la tête broyée est laissée dans les cuillers de l'instrument et on moule le tout en plâtre; cette pièce donne ainsi : le céphalotribe, sa prise sur la tête, l'aspect étrange des parties molles engagées dans les fenêtres et surtout les dimensions définitives et en tous sens auxquelles se réduit cette tête, pour passer. A côté de ce moule on place les os de cette même tête préparés très-soigneusement et conservant la forme que le céphalotribe lui a donnée; on y voit l'empreinte des cuillers et la perforation produite par le trépan qu'ils emploient généralement. A Milan, on applique fréquemment le céphalotribe de Guyon, si remarquable par sa légèreté; jai vu un certain nombre de têtes amenées par cet instrument et ces pièces sont très-satisfaisantes. Il y en a beaucoup d'autres, extraites par le céphalotribe italien de Lollini, fabricant de Bologne.

Du reste, en Italie, on est loin d'être exclusif, on emploie parallèlement le céphalotribe et le crânioclaste, celui de C. Braun de préférence.

Procédant comme ils le font, par comparaison, conservant ainsi les pièces amenées par l'un et l'autre instrument, ils peuvent arriver à la solution d'un problème d'obstétrique in--ternationale, si l'on peut s'exprimer ainsi. Quels sont les cas justiciables spécialement du crânioclaste ; quels sont, au contraire, ceux qui relèvent du céphalotribe ? En Autriche, en Allemagne et en Angleterre, on n'emploie jamais le céphalotribe (1) ; en France, on n'emploie jamais le crânioclaste ; il est cependant peu probable que ce qui est une vérité dans une nation soit une erreur dans l'autre. Je suis personnellement convaincu que ces deux méthodes ont leurs indications particulières, et puisque Milan est la patrie de la dystocie, souhaitons vivement à nos confrères italiens d'arriver à élucider ce point de la science.

A Bologne le docteur Beluzzi me montre une femme de la taille de 1 mètre 10 à qui il a fait, il y a plusieurs années, l'opération césarienne. Il a fait une suture utérine à l'aide du fil ordinaire pour obvier à l'hémorrhagie. Il me montre des utérus de femmes, pendant l'agonie desquelles il a pratiqué l'accouchement forcé d'après la méthode de Rizzoli, chirurgien de cette ville. Il a réussi ainsi à amener l'enfant vivant. On me montre aussi l'instrument de Beluzzi pour porter la ficelle embryotome qui a une grande analogie avec la sonde de Belloc. Enfin le forceps lacs en tubes de caoutchouc, du même chirurgien, destiné à saisir les pieds de l'enfant pour faciliter la version.

L'Université de Bologne a un musée extrêmement riche. On y voit entre autres choses remarquables, les préparations histologiques destinées à appuyer la théorie d'Ercolani, physiologiste de cette ville, sur le lait placentaire. Fabri fils m'a assuré que ce lait que sécrète le placenta est visible à l'œil nu, chez les grands animaux ; par exemple lorsqu'on exprime entre les doigts un cotylédon placentaire de la vache. Aussi cette théorie de la sécrétion placentaire d'un liquide nourricier tend-elle à être admise par un nombre de plus en plus grand d'accoucheurs.

A Venise, le vénérable professeur Valtorta me fait les

____

(1) Exceptons toutefois Prague et Berlin où le céphalotribe est employé.

honneurs de sa maternité avec beaucoup de bienveillance, il me montre, une à une, les pièces remarquables de son musée : un certain nombre d'œufs doubles à deux cordons sans septum ; ces œufs sont desséchés, après préparation au sublimé. Un bocal conserve depuis 30 ans un œuf de six semaines : l'alcool, d'une transparence parfaite, permet de voir les diverses membranes distinctes ainsi que la vésicule ombilicale. On remarque encore un bassin généralement rétréci, variété bassin infantile qui a une histoire funèbre. Il y a quinze ans, pendant une absence du professeur Valtorta, un chirurgien, le docteur Caligari, pratiqua l'opération césarienne sur ce sujet ; l'enfant était mort, la femme mourut le cinquième jour et l'accoucheur se fit une piqûre anatomique à cette autopsie dont il mourut quelques jours après.

Dans cette maternité les femmes accouchent toutes à l'anglaise sur le flanc gauche, et dans les cas où l'enfant doit être mutilé, le professeur Valtorta emploie volontiers le forceps-scie de van Huevel, dont il a fait plus de cent applications.

J'arrive à l'hôpital de Vienne, but de mon voyage. On y fait annuellement de 10 à 11,000 accouchements qui servent tous à l'enseignement. Ils sont répartis en trois cliniques : celle du prof. Gustave Braun (3,500 accouchements) est réservée aux sages-femmes ; les deux autres dirigées par Carle Braun et Spaeth faisant environ 7,500 accouchements sont pour les étudiants et les médecins. Il est toujours loisible à chaque médecin ou étudiant d'observer tous les accouchements de ces deux services, soit le jour, soit la nuit ; on désigne journellement deux séries d'étudiants chargés de passer la nuit et de pratiquer le toucher et les opérations, mais chacun peut y assister en spectateur. Il y a dans chaque service une salle de repos avec des sophas pour les élèves. J'ai passé moi-même plusieurs nuits à l'hôpital et j'ai pu pendant une nuit appliquer le forceps avec la traction mécanique devant une assistance assez nombreuse, dans le service du professeur Spaeth. Tout cela se passe sous la responsabilité du professeur ou de ses deux assistants sans aucune ingérence administrative.

La pratique des accouchements dans cet hôpital se distingue de la nôtre par quatre points :

1° Les femmes primipares accouchent sur le côté gauche ; il est plus·facile ainsi de surveiller la sortie de la tête, de ralentir ce temps de l'accouchement pour éviter ou au moins limiter les déchirures vaginales et périnéales.

2° La délivrance s'opère à peu près immédiatement après l'accouchement et sans jamais tirer le cordon dans aucune circonstance. On se borne à exciter les contractions utérines par des frictions soutenues et on produit un peu d'expression par la méthode de Crédé.

3° Après toute opération obstétricale on pratique une injection prolongée, soit vaginale, soit intra–utérine, avec une solution à 2 % d'acide phénique jusqu'à ce que le liquide ressorte à peine teinté de sang.

4° Enfin lorsqu'il y a des décès, l'autopsie n'est pas faite par le personnel du service d'accouchement, mais sous la direction du professeur d'anatomie pathologique, par le docteur Chiari, son assistant.

Outre les salles d'accouchement chaque clinique possède une division importante de gynécologie.

Ce qui m'a frappé le plus dans la gynécologie à l'étranger, c'est l'intervention chirurgicale habituelle dans un certain nombre d'affections du col que nous n'attaquons pas de la même façon ; aussi dit-on qu'en France on ne fait que de la gynécologie au pinceau. Je citerai particulièrement deux affections pour lesquelles ils font leurs opérations les plus fréquentes, l'ectropion du col et le cancer du col.

Ectropion. Il y a dix ans, Addis Emmet (de New–York) fit connaître cette maladie ou plutôt l'explication du fait que tout le monde avait sous les yeux, mais qu'on ne savait pas interpréter. Il proposa contre cet état une opération de suture qu'il désigna sous le nom de *trachélorhaphie ;* les beaux résultats immédiats et définitifs qu'elle donne ont fait rapidement entrer cette opération dans la pratique usuelle, et on en voit constamment des cas dans tous les services de gynécologie de l'Europe et de l'Amérique. On l'appelle vulgairement l'opération d'Eminet. Nous sommes souvent consultés par des femmes qui ont le col très-gros, un peu dur et irrégulier ; son ouverture est environnée d'une muqueuse rouge hypertrophiée, saignant même, si on la touche, bien que cette surface malade ne soit pas ulcérée ou le soit très-peu. Nous nous bornons à dire : large érosion du col, et à instituer un traitement par divers caustiques, traitement qui dure, en général, autant que dure la patience de la malade, car il est absolument impuissant.

Mais si au lieu de surveiller et de cautériser la surface rouge, qui attire surtout notre attention, nous recherchons entre deux irrégularités de ce col, nous y voyons une dépression qui correspond à une des déchirures longitudinales qui se produisent si souvent pendant l'accouchement. Si l'on fait basculer le col à l'aide d'une pince érigne pour observer cette ancienne déchirure dans ce qui reste de sa longueur, on trouve, à sa partie la plus élevée, du tissu de cicatrice dont la rétraction a étranglé le col.

Cet étranglement produit une gêne de circulation dans les parties inférieures de l'organe ; il en résulte la stase sanguine et le gonflement des bords ; mais en se tuméfiant, ces bords ne peuvent que se renverser en dehors en déformant les angles de la plaie, dont la surface se confond bientôt avec celle de la muqueuse intra-cervicale. Cette muqueuse devient de plus en plus apparente, rouge, hypertrophiée et un peu fongueuse ; à un degré plus avancé encore de cette affection, le col se présente sous la forme d'une espèce de champignon irrégulier sur lequel il est difficile, à première vue, de reconnaître le siége de la déchirure primitive ; dans ces cas-là le col est ouvert et éversé jusqu'à l'orifice interne qui ferme seul l'utérus. On voit aussi toute la muqueuse intra-cervicale déformée et plus ou moins érodée. On peut prendre alors ce renflement volumineux du col pour un néoplasme ; on peut même hasarder le diagnostic de cancer du col ; mais si l'on suit la malade longtemps, on voit durer indéfiniment son état maladif, sans toutefois que ce prétendu cancer fasse des progrès bien rapides ; c'est un cancer bénin par excellence.

Cependant ce col déformé peut être réellement envahi par le néoplasme carcinomateux. Le professur Carle Braun me montrait sur un col qu'il venait d'amputer des parties qu'il considérait comme la muqueuse ectropionée et d'autres qu'il considérait comme cancéreuses. Ces deux états peuvent donc se combiner et laisser ainsi avant l'examen histologique, et peut-être même après, un large champ à l'interprétation parfois quelque peu fantaisiste de l'opérateur. .

L'opération d'Eminet consiste à rechercher l'ancienne déchirure après avoir abaissé et incliné le col avec des pinces-érignes, à exciser une partie triangulaire de ce col comprenant la bride cicatricielle; on avive ainsi les bords de l'ancienne déchirure, on les réunit ensuite par trois points de suture, ce qui reforme le canal cervical. Ces tissus reprennent très-facilement; quinze à vingt jours ensuite, ce col est refermé et reformé et, je le répète, le résultat immédiat aussi bien que les résultats éloignés sont absolument satisfaisants. On ne compte plus ces observations, tellement elles seraient nombreuses chez tous ceux qui font spécialement de la gynécologie opératoire.

Une autre opération extrêmement fréquente, c'est l'amputation partielle de l'utérus pour des tumeurs cancéreuses. Toutes les tumeurs de ce genre sont enlevées quand l'envahissement n'est pas trop étendu.

On abaisse l'utérus jusqu'à la vulve, on place au-dessus de la tumeur une anse métallique avec un serre-nœud pour produire l'hémostase; puis on sectionne ce pédicule à coup de ciseaux et on fait ensuite la suture de la muqueuse externe à la muqueuse intra-utérine, ce qui recouvre toute la surface de section.

Très-souvent on fait la section avec l'anse galvano-caustique. Depuis que Mideldorph (de Breslaw) a inventé la galvanocaustie, c'est certainement à Vienne qu'elle a été le plus souvent employée.

J'ai vu le professeur Braun enlever par cette méthode une tumeur dépassant les limites du col. On dut ouvrir largement le cul-de-sac péritonéal qui fut emporté avec la tumeur; on fit passer la pièce à tous les élèves en leur faisant remarquer l'étendue du péritoine enlevé. Depuis que Sims a passé six mois, à Vienne, à faire de semblables opérations, depuis qu'il a guéri un certain nombre de malades après cette ouverture du péritoine, on ne recule plus devant cette fâcheuse nécessité opératoire.—A propos de ce cas, le professeur discutant à sa clinique jusqu'à quelle limite on peut opérer, conseilla encore l'opération même quand une petite partie de la paroi vésicale doit être emportée avec la tumeur : la création de cette fistule urinaire ne serait pas une contre-indication formelle, dit C. Braun, la malade peut vivre avec sa fistule, et il reste encore la ressource de l'occlusion vaginale à la vulve, tandis que l'étendue même de la tumeur montre l'imminence du danger de mort, si l'on n'opère pas. Quant aux malades guéries après l'amputation du col, elles reviennent fréquemment à la consultation, on les suit pendant des années. Il y en a dont l'opération remonte à huit ou dix ans ; j'en ai vues chez qui on lutte contre des récidives : l'une de ces dernières, qui est Française et très-intelligente, m'a fourni ses appréciations sur sa maladie et son traitement. Elle a été opérée, il y a trois ans, après des hémorrhagies qui l'avaient complètement épuisée et lui avaient rendu impossible toute occupation. Depuis ce moment, elle a repris, dit-elle, complètement sa santé et va toute la journée en ville donner ses leçons de français pour nourrir ses sept enfants. Son état général de santé lui permet de se faire complètement illusion sur sa situation. Le chirurgien me montre ensuite ce qu'elle a conservé d'utérus. Il lutte depuis plusieurs mois contre une récidive peu étendue ; il fait devant moi le râclage de cette prolifération avec la curette à jour de Sims, et il touche cette surface avec une solution de 2 gr. de brome dans 10 gr. d'alcool. Le docteur Velponher, assistant de la clinique, chargé de ce traitement, espère arriver à une guérison complète. Quant à la malade, elle ignore sa récidive, c'est dire que son état lui paraît parfait ; elle a repris huit kilos de son poids depuis son opération et elle emporte toutes ses illusions après chaque pansement. Ce cas m'a très-vivement frappé : cette lutte pied à pied, soutenue patiemment par les médecins dans des cas que nous abandonnons, ce résultat qui permet aux malades de se croire guéries, de gagner leur vie pendant des années, me paraît un succès enviable, lors même que l'espoir de son médecin ne se réaliserait pas.

Le professeur C. Braun opère ordinairement chaque semaine une ovariotomie; le pédicule est lié, puis cautérisé avec le cautère Paquelin et abandonné en liberté dans l'abdomen. Il utilise la méthode de Lister, au moins pendant la première partie de l'opération. Chez les deux malades que je lui ai vu opérer, la cicatrisation abdominale s'est faite par première intention.

Dans les cas de métrite où les émissions sanguines sont indiquées, on ne met jamais de sangsues; on fait alors au bistouri des scarifications assez profondes et assez nombreuses pour dégorger le col; ce que j'ai vu m'a montré la supériorité indiscutable des scarifications sur les sangsues.

Les fistules vésico-vaginales sont très-nombreuses et opérées avec un remarquable succès, depuis que Bozemann et Sims sont venus opérer eux-mêmes, à Vienne, toutes les malades chez qui on avait jusqu'alors échoué.

A propos des fistules vésico-vaginales, j'ai eu en main un opuscule publié en langue russe par un professeur de Varsovie qui s'est acquis une réputation extraordinaire d'habileté dans ces sortes d'opérations, dont il a fait un très-grand nombre.

Sa méthode a cela de bien remarquable, que jamais la fausse manœuvre d'un aide ne vient troubler l'opération, par l'excellente raison qu'il opère devant un public médical, mais sans le concours d'aucun aide. Les gravures de son opuscule sont des plus intéressantes : la femme est dans la situation genu-pectore, et un spéculum assez compliqué muni de manches ramenés et fixés à la région lombaire de la malade écarte les parois vaginales en arrière et sur les côtés; la région de la fistule est saisie à l'aide de crochets-érignes auxquels sont pendus des contre-poids qui abaissent et fixent la région à opérer; bref, ce chirurgien opère absolument seul et obtient une statistique extrêmement favorable.

Ce qui facilite considérablement le succès, c'est la prépation des tissus sur lesquels on doit opérer. On scarifie légèrement et fréquemment toutes les cicatrices qui entourent la fistule et on place dans le vagin des boules dilatatrices de Bozemann en caoutchouc durci, dont le volume progressif commence au-dessous d'un petit œuf de poule et finit à un volume dépassant de beaucoup l'œuf de dinde. Après cet entraînement des tissus malades, l'opération réussit à peu près sûrement.

J'ai interrogé toutes les malades chez lesquelles j'ai vu des fistules, j'ai pu me convaincre de la vérité de ce fait déjà mis en lumière par Baker-Brown, Sims, Bozemann et Emmet, savoir : que l'immense majorité des fistules résulte de la non-intervention obstétricale. Pour une dont l'accouchement a été terminé par l'accoucheur, il y en a trois venues de campagnes éloignées et dont l'accouchement, après avoir duré trois ou quatre jours, s'est produit spontanément en dehors de toute assistance.

J'ai vu opérer une de ces fistules à la clinique du professeur Spaeth, c'était le plus beau spécimen qu'on pût voir ; toute la paroi vésico-vaginale s'était sphacélée. Après l'avivement des bords, la paroi vésicale manquait dans 7 cent. de long sur 4 à 5 de large ; cette fistule avait donc 30 cent. carrés de surface. L'opération a duré près de quatre heures et l'anesthésie a été soutenue tout ce temps. Je crois devoir appeler toute l'attention des chirurgiens français sur ce procédé d'anesthésie préconisé par Billroth et employé par tous les chirurgiens de Vienne. C'est un mélange de :

Chloroforme . . . . 100 gr.
Éther. 30
Alcool rectifié 30

On arrose de ce mélange un masque léger fait de tissu tricoté. On a cherché depuis longtemps en France et ailleurs à associer les deux agents principaux d'anesthésie mais on n'avait pas trouvé le moyen pratique. Le mélange de Billroth a été employé des milliers de fois et souvent pendant quatre ou cinq heures sans inconvénient.

Les expériences de Ludwig ont démontré que les animaux qui succombent par le chloroforme ne meurent qu'après une dépression considérable de la tension intra-artérielle. L'éther, au contraire, produit une élévation de cette pression et excite à un haut degré la tonicité des parois vasculaires (c'est même pour cela qu'on fait des injections sous-cutanées d'éther après les grandes hémorrhagies). En réunissant ces deux agents, on produit la narcose, en conservant à peu près la même pression intra-vasculaire. Après divers tâtonnements on s'est arrêté à la formule ci-dessus dans laquelle l'alcool entretient l'homogénéité du mélange et agit encore comme tonique sur l'organisme. Ce procédé conserve presque la rapidité d'effet du chloroforme, lui donne une grande innocuité et surtout n'occasionne à peu près pas de vomissements aux malades. Ce dernier point a une grande importance quand on doit suturer des tissus mobiles comme la paroi vésico-vaginale, ou détacher des adhérences de kyste ovarien.

Dans les cas d'endométrite, la médication intra-utérine tend de plus en plus à se généraliser. J'ai vu à la polyclinique le docteur Bandl employer sa nouvelle méthode qui mérite d'être vulgarisée. Son instrument ressemble à une sonde d'argent de femme. Cette sonde, au lieu de deux ouvertures, en présente 14 sur 7 cent. de longueur. On se sert d'un spéculum plein en caoutchouc durci qui a l'avantage de n'être attaqué par aucun liquide caustique ; on verse alors au fond de ce spéculum une certaine quantité d'une solution au vingtième de sulfate de cuivre ou de nitrate d'argent, puis on cathétérise l'utérus avec la sonde de Bandl comme avec un hystéromètre. Le liquide pénètre dans les ouvertures de la sonde et s'insinue jusqu'au fond de l'organe.

On fait ensuite avec la sonde des mouvements de va-et-vient, les orifices de la sonde entraînent au dehors les mucosités du col et font pénétrer le liquide médicamenteux. Ce procédé est certainement supérieur à l'injection intra-utérine qui risque de s'insinuer par les trompes jusque dans l'abdomen.

A Fribourg (duché de Bade), la maternité est isolée de l'hôpital; admirablement construite, elle est disposée dans ses moindres détails en vue de sa destination.

Le professeur Hegar, qui la dirige, a fait organiser deux salles d'opérations qui ne laissent rien à désirer; des bancs en gradins sur le sol et sur une galerie en balcon permettent à un grand nombre de personnes de voir tous les détails opératoires. L'une de ces salles ne sert que pour les grandes opérations. Les bouches des prises d'air y sont garnies de coton phéniqué, des becs de gaz brûlent dans des ouvertures près du plafond pour y établir un appel et faciliter l'aération. L'éclairage par le plafond donne une belle clarté complétée par une fenêtre de toute la hauteur de la pièce. Avant chaque opération, la salle est soufrée pendant plusieurs heures; le chirurgien et toutes les personnes présentes ne pénètrent dans ce sanctuaire qu'avec des précautions infinies : on fait avant d'entrer une toilette entière; on s'habille complètement de vêtements de toile lessivés après chaque opération. Immédiatement avant d'opérer, chacun se lave les mains et les bras jusqu'au-dessus des coudes avec de l'essence de térébenthine; une seconde lotion est faite avec du permanganate de fer, puis enfin un savonnage attentif. On peut alors, pour ainsi dire, montrer patte blanche et s'approcher du lit d'opération où le professeur, j'allais presque dire le pontife, comme dernière précaution, vous offre du cachou pour neutraliser les bactéries de la bouche. Tous les instruments baignent continuellement dans une solution chlorurée, et quand le chirurgien en quitte un, il le replace dans le même bain. Grâce à ces précautions, qui remplacent à Fribourg la méthode de Lister, on se permet avec le péritoine toute espèce de familiarités opératoires. Je citerai comme exemple la dernière opération à laquelle j'ai assisté.

Une femme de 40 ans, affectée d'un fibrome utérin, avait des hémorrhagies inquiétantes à chaque époque menstruelle.

On résolut de supprimer ces congestions périodiques en enlevant les ovaires. Le professeur Hegar tenta d'atteindre ces organes par le cul-de-sac recto-vaginal. Bien que comptant peu y réussir, il n'hésita pas à faire cette ouverture. Le vagin fut incisé longitudinalement au milieu de sa paroi postérieure et deux doigts furent portés dans le cul-de-sac de Douglas ; mais, comme il le craignait du reste, le chirurgien ne put atteindre les ovaires par cette espèce de reconnaissance vaginale. Il se replia en bon ordre, couvrant cette retraite par une suture soigneusement pratiquée ; puis, en habile stratégiste, il tourna le flanc de sa malade et fit une incision abdominale dans la fosse iliaque gauche. L'ovaire saisi, isolé, ses vaisseaux furent liés d'abord, puis le pédicule étant cautérisé avec l'instrument de Paquelin, on referma la plaie par une suture. Le chirurgien se porta ensuite à droite avec tout son état-major, et il attaqua l'ovaire droit. Une troisième incision fut faite à ce péritoine et avec les mêmes précautions, l'ovaire fut enlevé et la tranchée fermée par la suture ; l'opération avait duré trois heures ; je suis parti trop tôt de Fribourg pour savoir si le chirurgien peut dire de sa malade comme notre Ambroise Paré : « Je l'opérai, Dieu la guarit ».

Cette ablation des ovaires est faite fréquemment à Fribourg. Bien qu'elle porte dans nos livres le nom d'opération de Battey, qui la pratiqua en Géorgie en 1872, le docteur Hegar en a revendiqué la priorité ; il a à peu près établi qu'il l'avait pratiquée un mois avant le chirurgien américain. Il l'a faite jusqu'à ce jour 45 fois. Dans sa communication, au congrès de Bade, en septembre dernier, il a apporté une statistique de 42 cas avec 16,6 °/₀ de mortalité ; d'autres opérateurs à ce même moment en avaient pratiqué 47 avec une mortalité de 32 °/₀. Cette opération n'est donc plus absolument exceptionnelle. Toutefois je n'oserais affirmer qu'elle soit toujours pratiquée dans des cas d'une urgence évidente.

L'un des plus beaux cas est celui d'une femme affectée d'une névrose convulsive de la respiration ; une toux quinteuse, presque permanente, lui rendait la vie insupportable.

Pendant un examen complet et attentif, le professeur Hegar, touchant l'un des ovaires, détermina un paroxysme des troubles respiratoires, qui étaient, du reste, exaspérés par les époques menstruelles. — De là à une castration il n'y a qu'un pas pour le professeur de Fribourg ; il la pratiqua et obtint un magnifique succès, en voyant disparaître tous les troubles antérieurs.

Une méthode de l'invention du professeur Hegar, et qui est absolument nouvelle, c'est la dilatation forcée du col utérin hors de l'état de grossesse.

Supposez qu'une hémorrhagie persistante fasse soupçonner un polype intra-utérin, ou que toute autre cause fasse désirer une exploration digitale de la cavité utérine, il fixe le col à l'aide d'une pince-érigne et il dilate progressivement le canal cervical au moyen de sondes courtes et rigides en caoutchouc durci. Ces sondes sont graduées par millimètre de diamètre ; elles vont jusqu'au n° 24, qui a 24 millimètres de diamètre ; mais les n°ˢ 16 et 18 suffisent ordinairement pour pouvoir mettre le doigt dans l'utérus. Ce résultat est quelquefois atteint assez facilement en demi-heure ou trois quarts d'heure de cathétérisme. Je n'ai pas vu pratiquer cette dilatation, mais on m'a cité plusieurs cas où elle a rendu de véritables services.

A Berne, encore une maternité isolée, spécialement construite pour cet usage, comme à Prague, Munich et Fribourg. Le professeur Muller, qui la dirige, est, lui aussi, un ovariotomiste émérite. Il suit en tous points la méthode de Lister et fait des opérations très-hardies. Il a pratiqué 20 laparotomies depuis une année. Quelqu'un de très-digne de foi m'a assuré qu'il trouve Kœberlé un peu timide.

En visitant le musée de cette maternité, je vois deux exemplaires d'un forceps à qui les derniers progrès de l'obstétrique donnent en ce moment un regain de notoriété. Ce forceps, inventé en 1835 par le professeur Hermann, bien que construit un peu grossièrement, semble préluder au perfectionnement réalisé depuis par le chirurgien actuel de la maternité de Paris. Comme le forceps aujourd'hui en vogue, celui d'Hermann offre une courbure périnéale et des branches métalliques de traction implantées à des orifices placés à peu près au même point. Mais ces deux idées avaient dormi 40 ans dans cette vitrine avant qu'on ait cherché à les faire pénétrer dans la pratique.

La maternité de Berne possède encore une riche collection d'anatomie normale et pathologique; on vient d'y placer récemment un bassin qui a une histoire très-connue, c'est le bassin pour lequel le professeur Muller fit, le 4 février 1878, l'amputation utéro-ovarienne (la cinquième qui ait été pratiquée), avec la modification importante de sortir l'utérus de l'abdomen par une grande incision, pour étreindre le col dans une anse métallique avant de faire l'incision utérine. Il évite ainsi la grande hémorrhagie fournie par les sinus utérins, ainsi que la chute du sang et du liquide amniotique dans le péritoine; par contre, ce procédé a l'inconvénient de nécessiter une plus grande incision de la paroi abdominale. La science ne possède pas encore un assez grand nombre de cas de ces opérations pour porter un jugement définitif sur le procédé du professeur Muller, mais il paraît très-rationnel, et Litzmann (de Kiel) l'a adopté au mois de mai 1878 en substituant seulement la bande de caoutchouc à l'anse métallique. Cette dernière idée devait, en effet, être émise à Kiel où habite Esmarck, l'auteur célèbre de la compression élastique, cité souvent à tort parmi les chirurgiens prussiens, erreur contre laquelle le chirurgien danois proteste souvent avec une grande et patriotique énergie. Je me hâte d'ajouter que le bassin dont je viens de parler, ainsi placé dans la vitrine de la collection de Berne, ne doit pas laisser croire que la malade soit morte de son opération; elle est sortie bien guérie de la maternité, elle est allée mourir 18 mois plus tard dans un autre hôpital d'une affection de poitrine, et l'autopsie faite, ce bassin ostéomalacique est venu là prendre sa place rationnelle.

J'arrive au terme de mon voyage; en repassant mes notes, il me semble que je n'ai consigné que des choses dignes d'éloges; je dois pourtant, pour être juste, mettre un peu d'ombre à ce tableau.

Je suis loin d'avoir tout admiré, dans cette revue rapide, j'ai vu des choses qui éveillent toujours dans la conscience de tout médecin français un sentiment de révolte : j'ai vu, dans un bassin de près de 8 centimètres, après une provocation d'accouchement prématuré, le col ne se dilatant pas assez vite et l'enfant étant vivant, commencer l'intervention par la perforation du crâne. Elle fut pratiquée par le docteur Chauta sur l'ordre formel du chef de service. Si encore il y avait eu une indication de terminer rapidement cet accouchement; mais non, la perforation fut pratiquée à six heures du matin, et dans la journée on essaya encore l'électricité pour réveiller les contractions utérines; ce n'est que le soir, à six heures, qu'on amena l'enfant avec le crânioclaste. Aussi, lorsque les docteurs étrangers me disaient qu'ils ne viendraient pas à Paris où il y a peu à voir en obstétrique dans les 36 lits de la clinique, je leur conseillai quand même d'y passer quelque temps, ne fût-ce que pour y apprendre le respect de la vie humaine et constater qu'on ne perfore jamais le crâne d'un enfant vivant sans essayer de l'extraire par le forceps ou la version.

Un point où l'enseignement des accoucheurs m'a paru très-défectueux, c'est la manœuvre à l'amphithéâtre pour les exercices pratiques; ils n'ont pas adopté le fantôme que MM. Pinard et Budin ont fait construire et qui réunit si bien tous les avantages des bassins naturels sans offrir les terribles dangers de la septicémie dont les travaux d'amphithéâtre peuvent être le point de départ pour une maternité. Ces faits, sur lesquels le professeur Le Fort a tant insisté dans son livre sur les maternités, et qu'il a encore portés à la tribune de l'Académie de médecine le 25 juin 1878, sont aujourd'hui admis par tous les médecins; s'ils avaient besoin d'une nouvelle preuve, je citerais ce que j'ai vu à Vienne dans les derniers jours d'octobre : Trois docteurs qui suivaient les exercices pratiques, si bien faits du reste, à l'amphithéâtre, par un des assistants de la clinique (celle de Carle Braun), vinrent passer la nuit suivante et touchèrent les femmes. 15 femmes accouchèrent cette nuit et furent touchées par les mains qui avaient, à six heures du soir, pratiqué des versions sur le cadavre ; de ces 15 femmes, neuf eurent des accidents de septicémie et plusieurs moururent. La première qui succomba avait eu un accouchement par le siége d'une grande simplicité ; mais l'un des trois docteurs dont j'ai parlé avait fait l'extraction. C'est lui qui m'a donné au moment même de la mort l'explication du fait malheureux dont il a été l'auteur involontaire. Le fantôme de MM. Pinard et Budin, en supprimant ce danger, conserve tous les avantages du cadavre dont on a incisé le périnée, et je n'hésite pas à déclarer que nos confrères parisiens ont rendu là un véritable service à l'humanité.

Relativement à la provocation de l'accouchement prématuré, on semble ignorer à Vienne les beaux résultats que nous donnent les méthodes de dilatation. Ils en sont encore à la perforation de l'œuf, qui laisse si peu de chance de viabilité à l'enfant ; le docteur Velponher m'a dit avoir pratiqué quatre fois ce procédé dans son service pendant le seul mois d'août. On peut dire que l'obstétrique pure est peu cultivée en Allemagne en ce moment, sauf à Prague toutefois ; toute l'activité scientifique, toute l'ardeur des recherches se concentrent sur la gynécologie : on n'entend guère parler que des laparotomies, des amputations utéro-ovariennes de Porro, des castrations de Hegar, des amputations totales de l'utérus par la méthode de Freund ; s'ils ont encore quelques égards pour la France, c'est en considération du procédé de Péan pour l'amputation utérine par l'abdomen. C'est en ce moment une véritable fureur d'ouvrir le péritoine. Pour la plupart des gens que je viens de coudoyer, Spencer-Wells, avec ses mille ovariotomies, paraît presque le plus grand génie de l'époque.

Je ne crois pas qu'il soit à souhaiter que nous entrions dans cette voie d'admiration à outrance pour les hardiesses opératoires.

J'en rapporte plutôt une impression d'étonnement pour les façons de se comporter avec le péritoine.

Je ne voudrais pas soutenir que ces opérations audacieuses, surtout les castrations, soient parfaitement justifiées ; pour un certain nombre d'ablations d'utérus cancéreux je souhaiterais aussi d'être édifié sur les suites éloignées de cette amputation.

Je crois que de longtemps encore ces opérations ne devraient être employées qu'avec la réserve judicieuse qui caractérise la pratique de nos maîtres français. Toutefois c'est un véritable devoir de constater la possibilité, la fréquence et l'innocuité relative de ces grandes opérations pratiquées dans les conditions nouvelles de la chirurgie antiseptique.

Ce que j'apprécie surtout, ce n'est pas le génie inventif des chirurgiens que j'ai vus, ils inventent peu ; c'est leur belle organisation de l'enseignement clinique, c'est l'admirable talent d'assimilation avec lequel ils utilisent les recherches des autres peuples.

L'ovariotomie, l'opération de l'ectropion, la cure des fistules vésico-vaginales, tout cela est d'origine américaine, on peut même presque y joindre la castration de Battey. L'amputation du col est d'origine française, puisqu'on accuse Lisfranc d'en avoir abusé. Le forceps est anglais ; la version dont ils usent tant leur vient encore de notre Paré. Le crânioclaste dont ils abusent est de Simpson, ils ne l'ont que modifié. Laissons toutefois bien à leur actif la clef embryotome de Carle Braun dont ils font un grand usage et surtout le trépan dont ils font l'abus que j'ai cité. Disons toutefois que les étrangers m'ont paru d'un grand libéralisme pour ceux qui leur apportent quelque chose. Ils laissent très-volontiers opérer dans leurs services, j'ai pu faire à Vienne des tractions mécaniques, j'y ai pris des tracés tocographiques sur autant de femmes que je l'ai désiré, et l'assistant de la clinique a immédiatement fait venir un ouvrier pour leur construire un tocographe.

A Munich, le professeur Hecker a fait une clinique avec ces mêmes tracés.

A Fribourg, le professeur Hegar a fait une clinique sur le tocographe, et le lendemain il en fit une seconde avec mon tracteur et la méthode graphique que j'ai adaptée aux expériences obstétricales. A Genève, où je retrouvai la langue française, le docteur Cordès me pria de faire une conférence à la Faculté de médecine où il fait de l'enseignement libre. Les accoucheurs étrangers m'ont en général paru prêts à étudier attentivement les tractions mécaniques ; les professeurs Tibone (de Turin), Porro (de Pavie) et Hegar (de Fribourg m'ont chargé de leur faire parvenir un tracteur pour leur clinique. On peut dire qu'il y a quelque chose de fait pour la vulgarisation des lacs et la traction du forceps par le centre de figure qui sont des idées lyonnaises.

Au total, malgré l'impression profonde produite sur mon esprit par l'audace de ces grands opérateurs, l'idée dominante qui résulte de mon voyage, celle qui s'impose à mes réflexions, c'est surtout la comparaison de l'enseignement en Autriche et en Allemagne avec notre enseignement français, spécialement dans notre jeune Faculté : là, l'immense matériel des cliniques de Vienne où tous les cas sont donnés à l'enseignement. Ici, malgré tous les efforts, tout le dévoûment du professeur de clinique obstétricale, on ne lui donne que 200 accouchements dans l'année, sur lesquels 180 accouchements physiologiques et 20 accouchements environ où il y aurait quelque particularité dystocique à montrer aux étudiants. A côté de cette clinique restreinte il y a un grand service, mais il est fermé aux élèves de la Faculté.

Quant à l'Hôtel-Dieu, nous y trouvons, permettez-moi de vous le dire ici confidentiellement, une anomalie d'organisation bien voisine de la monstruosité : un service où se font plus de 600 accouchements qui est privé d'accoucheur ! Les cas simples y sont confiés anx sœurs sages-femmes, la dystocie y est faite accidentellement par le chirurgien voisin, qui vient souvent d'ouvrir un érysipèle phlegmoneux, et qui n'est préparé à cette intervention par aucune étude spéciale de l'obstétrique, par aucun acte probatoire du concours qui l'a élevé à ce poste, si justement conquis d'ailleurs sous tous les rapports. Et, chose plus étrange, après l'intervention de ces deux ordres de chef de service, les suites de couches sont confiées à une troisième personne, médecin celui-là, il ne peut savoir qu'imparfaitement.... ce que le chirurgien a fait la veille. Continuer à vivre sur cette organisation ou plutôt sur cette routine dans une ville où une Faculté a la prétention d'enseigner l'obstétrique c'est se fermer les yeux pour ne pas voir ce qui existe à l'étranger, où l'on élève partout des maternités modèles, dont toutes les ressources sont utilisées pour la clinique et dont la direction absolue est confiée à des gynécologistes. La spécialisation, comme chez nous, du reste, car mes critiques ne sauraient porter sur ce point, donne à ces gynécologistes capacité, autorité et souvent illustration.

Si nous ne réformons pas la disposition actuelle de nos services hospitaliers à Lyon, si nous conservons cette organisation des siècles passés, nous obtiendrons deux effets immédiats et inévitables : les étrangers qui veulent étudier l'obstétrique ne viendront jamais chez nous, ce qui arrive déjà, et nos étudiants désireux d'apprendre cette science iront l'étudier à l'étranger, ce qui jusqu'à présent n'est pas assez souvent arrivé.

9 782014 076097